Ayuno Intermitente

Manual completo para principiantes para adoptar el ayuno
intermitente Descubra estrategias parautilizar el ayuno
intermitente para lograr los objetivos
de pérdida de peso

George Fuente

TABLA DE CONTENIDOS

Cuáles son las limitaciones de las dietas de bajo contenido calórico en términos de eficacia.........1

Principios y Funcionalidad del Ayuno Intermitente...14

Cena: Hamburguesa de queso...............................28

¿Quién tiene la capacidad y la responsabilidad? 30

Ayuno en intervalos y dieta keto...........................54

Albóndigas de carne a las 7 pm...............................70

Las razones por las cuales el ayuno es beneficioso para tu salud 93

Cuáles son las limitaciones de las dietas de bajo contenido calórico en términos de eficacia

Ha experimentado alguna vez con la disminución de su ingesta calórica con el propósito de alcanzar una pérdida de peso? ¿Funcionó a largo plazo? Serías capaz de mantener el peso que has reducido? Si estás hojeando este libro, supongo que no estás siguiendo un régimen de ayuno intermitente, y no eres la única persona en esa situación. De acuerdo a los datos obtenidos en el Reino Unido, se evidencia que únicamente 1 de cada 124 mujeres obesas logra resultados satisfactorios utilizando este método, lo cual implica que las directrices nutricionales seguidas por ciertos profesionales presentan una tasa de ineficacia del 99,5%. Una breve búsqueda en internet sobre el progreso de los participantes de la reconocida serie televisiva "The Biggest Loser" debería ser más que suficiente para disuadirte de seguir este enfoque. Este programa ejemplifica de manera clásica la limitación a corto plazo de enfocarse únicamente en aumentar la actividad física y reducir la ingesta de alimentos, como en el caso del ayuno intermitente. Existe una explicación de por qué existen pocos eventos de reunión. Por lo tanto, ¿cuál es la razón detrás de las deficiencias de las dietas de bajo contenido calórico?

Un análisis llevado a cabo en una muestra de 14 participantes del programa 'The Biggest Loser' puso en evidencia algunos hallazgos inquietantes, transcurridos seis años desde la conclusión de su grabación. Aunque los resultados iniciales fueron impresionantes, como lo indica la encuesta, su longevidad duró poco. A continuación, se presentan los resultados de algunas variables sometidas a prueba.

Peso

Peso promedio antes de filmar: 328 libras/ 148 kilogramos.

Peso promedio después de 30 semanas en el programa: 199 libras/ 90 kilogramos

El peso medio seis años después de la final fue de 290 libras / 131 kilogramos.

De acuerdo a las evidencias presentadas, los participantes experimentaron una significativa reducción de peso durante el proceso de grabación, sin embargo, manifestaron dificultades para mantener dicha pérdida de peso a largo plazo.

Uno de los 14 sujetos que participaron en el estudio logró mantener su peso corporal. Esas cifras representan una tasa de fallas superior al 95%. Por consiguiente, sería pertinente preguntarse cuál es la razón o motivo de ello.

Por favor, revise los resultados presentados a continuación, los cuales exhiben las tasas metabólicas en reposo de los participantes.

Metabolismo basal

Las tasas metabólicas en estado de reposo son un reflejo de la cantidad de energía o calorías que el organismo consume para mantener funciones vitales sin realizar actividad física.

En determinadas ubicaciones, esto es cuantificado mediante la tasa metabólica basal.

Las tasas metabólicas en estado de reposo son responsables de aproximadamente el 70 % de todo el metabolismo corporal, por consiguiente, los resultados que se presentan a continuación son sorprendentes.

Las tasas metabólicas promedio en estado de reposo previas a la filmación fueron de 2.607 kilocalorías quemadas por día.

Las tasas metabólicas promedio en reposo después de 30 semanas en el programa arrojan un resultado de 1,996 kilocalorías quemadas por día.

Las tasas metabólicas promedio en estado de reposo, transcurridos seis años desde el último registro de peso, alcanzaron un valor de 1903 kcal diarias quemadas.

En vista de la evidencia presentada, puede observarse que a pesar de la recuperación de aproximadamente el 70% del peso inicial por parte de los concursantes, sus tasas metabólicas en estado de reposo no regresaron a los niveles previos a la grabación. Se ha mantenido una reducción diaria de aproximadamente 700 calorías. Esto implica que para lograr una pérdida de peso similar en la segunda ocasión, los participantes deberían consumir 700 calorías menos que durante el transcurso del programa. Sería casi imposible. La dieta original comprende un total de entre 1200 y 1500 calorías, acompañada de 90 minutos de ejercicio físico durante seis días a la semana.

Entonces, ¿por qué las tasas metabólicas en reposo de los concursantes se mantuvieron tan bajas incluso cuando volvieron a subir de peso?

Adaptación metabólica

En un momento anterior, hice alusión a la tasa metabólica basal y la tasa metabólica en estado de reposo. Los dos términos aluden a la tasa metabólica en reposo, la cual se define como la cantidad de energía (medida en calorías) que el organismo utiliza para mantenerse en funcionamiento sin realizar ninguna actividad física, constituyendo aproximadamente el 70% del gasto metabólico total. Cuando se experimenta un déficit calórico, se observará una gradual disminución en las tasas metabólicas basales y de reposo del organismo a medida que este entra en un estado de inanición, resultando en una menor quema de calorías. Su metabolismo se ralentiza. Se trata de una respuesta fundamental durante períodos de escasez alimentaria. El organismo muestra reluctancia en utilizar sus reservas de energía y, de manera inherente, administra con mesura la energía que recibe. No resulta provechoso cuando se persigue un objetivo de pérdida de peso duradera y sostenible. Cuando uno adopta este tipo de régimen alimentario y aumenta la actividad física, usualmente solo se observan resultados iniciales antes de que el metabolismo corporal se adapte a la restricción calórica. Una vez que se producen modificaciones, los resultados tienden a estabilizarse y, con frecuencia, tras experimentar frustración, las personas suelen renunciar y recuperar todo el peso perdido. El ayuno intermitente presenta el beneficio de que, a medida que aumenta de peso, su tasa metabólica basal y las tasas metabólicas en reposo también aumentan, lo cual garantiza que solo recuperará lo que perdió. Sin embargo, mantener una dieta constante de subida y bajada de peso puede resultar en un metabolismo más lento, lo que puede generar dificultades para perder peso y, potencialmente, acabar con un peso aún mayor al inicial.

Por consiguiente, el ayuno intermitente mediante la ingesta mínima de alimentos provoca esta condición. Seguramente te estarás planteando cómo podría resultar más beneficioso abstenerse completamente de comer durante un período determinado, ¿no es así? Continúa la lectura para descubrir la razón detrás de ello.

Ayuno intermitente vs. regímenes alimentarios de bajo contenido calórico dieta de restricción calórica alimentación hipocalórica regímenes dietéticos con un bajo aporte calórico

Las dietas de bajo contenido calórico no inducen las adaptaciones hormonales que se generan mediante el ayuno. ¿Puedes recordar las hormonas que discutimos previamente en el libro? Representan el factor fundamental para lograr la reducción de peso y revertir su situación de salud. ¿Tiene presente la necesidad de recurrir al glucagón y las hormonas de crecimiento humano para promover la descomposición de la energía almacenada en el hígado y las células adiposas? Según nuestra actual comprensión, estas afecciones se originan a causa de niveles reducidos de glucosa en la sangre. Se logra en el transcurso del periodo de abstinencia alimentaria. Con el fin de simplificar, es importante destacar que existen otras hormonas que no se han mencionado anteriormente y que también se activan durante este período con el objetivo de prevenir los efectos negativos en el metabolismo asociados con una ingesta calórica reducida. Las dietas de bajo aporte calórico todavía implican la ingestión de alimentos, y cada vez que ingerimos alimentos, nuestros niveles de glucosa en sangre se elevan, lo cual activa ciertos mecanismos.

¡Insulina! Como es de su conocimiento, la insulina constituye una hormona implicada en el proceso de almacenamiento. En consecuencia, a pesar de estar ingiriendo un bajo contenido calórico, la combinación de un metabolismo disminuido junto con esta ingesta insuficiente resulta en la acumulación de tejido adiposo. No existe ningún factor que tenga el poder de suprimir las hormonas de crecimiento humano tanto como la elevada presencia de glucosa e insulina en la sangre, lo cual compromete considerablemente las posibilidades de preservar la masa muscular.

Resumen

Las dietas de escasa ingesta calórica tienen el potencial de comprometer el metabolismo, lo que podría dificultar significantemente la reducción de peso.

La pérdida de peso sostenida está fuertemente influenciada por la regulación hormonal.

El acto de ayunar promueve la estimulación de hormonas cruciales para el mantenimiento del metabolismo, la preservación de la masa muscular y la oxidación de las reservas de grasa.

Principios y Funcionalidad del Ayuno Intermitente

La finalidad del ayuno intermitente es reducir el tejido adiposo del organismo. Es importante adquirir conocimiento sobre la distinción entre el estado fisiológico del organismo después de la ingesta de alimentos y su estado durante períodos de ayuno para comprender el funcionamiento del ayuno intermitente y cómo este puede dar lugar a una pérdida de peso sostenida.

Una vez que ha ingerido su comida, su organismo entra en un estado de "alimentación", donde inicia el proceso de procesamiento, digestión y absorción de los alimentos consumidos. Generalmente, el periodo de alimentación se inicia una vez que se ha comenzado a ingerir la comida, y tiene una duración aproximada de 3 a 5 horas, en virtud de la continuidad del proceso mencionado previamente.

Durante esta fase, resulta altamente desafiante para su organismo metabolizar grasa, dado que los niveles de insulina en su cuerpo se encuentran elevados. Una vez concluido el proceso de digestión y absorción de los alimentos, el cuerpo entra en un estado post-absorción. Durante este período, su organismo no está llevando a cabo ninguna digestión de alimentos. Este período subsiguiente a la absorción tiene una duración de entre 8 y 12 horas después de la última ingesta de alimentos. Tras la etapa de absorción, se presenta una oportunidad propicia para dar inicio al ayuno y adentrarse en el estado de inanición, ya que los niveles de insulina se encuentran en un punto bajo.

"Esta circunstancia facilita el proceso de lipólisis en su organismo." El organismo tiene la capacidad de utilizar las reservas de grasa corporal que normalmente no están disponibles durante el estado de alimentación, y llevar a cabo un proceso de combustión exitoso de las mismas.

Dimensiones de las porciones en el contexto del ayuno intermitente.

La consideración del tamaño de las porciones adquiere relevancia al llevar a cabo un régimen alimenticio basado en el ayuno intermitente.

Resulta crucial que se ingieran abundantes vegetales, y lo ideal es que se consuman de 4 a 5 porciones al día.

Frutas: 1 taza

Proteínas: una porción de proteína se corresponde con la cantidad de alimento que puede ser contenida en la palma de la mano. Le recomendamos limitar su consumo diario de porciones de palma de su mano a un máximo de dos.

Ácidos grasos: el tipo de grasa ingerida influye en el tamaño adecuado de la ración. La cantidad de grasa se cuantifica en unidades de cucharadas o cucharaditas. A modo de ilustración, se hace referencia a la adición diaria de 1 cucharada de mayonesa y 1 cucharada de manteca.

Carbohidratos: 1/2 taza

Una medida de 1 taza de leche y ¼ de taza de queso.

Durante el período designado para ingerir alimentos, se recomienda evitar aquellos alimentos que han sido procesados y refinados, y en su lugar, enfocarse en consumir alimentos integrales, naturales y sin procesar. Participar en actividad física mejorará su bienestar general y favorecerá la reducción de peso, sin embargo, no es necesario adherirse a ninguna rutina de ejercicio intensa durante el período de ayuno.

Los profesionales en salud y médicos respaldan la adopción del Método de ayuno 16/8. Los genes humanos están intrínsecamente diseñados para desempeñar ciertas funciones de manera óptima durante el periodo nocturno, mientras que otras actividades son más eficaces durante el día.

La Efectividad del Ayuno en un Régimen de 16/8 de Horas

El plan se fundamenta en la disminución de las calorías. Con este enfoque, se logrará mantener un nivel bajo de ingesta calórica a lo largo de un periodo prolongado para fomentar la reducción de peso. Adicionalmente, al contar únicamente con un período de 8 horas para la ingesta de alimentos, resultará considerablemente más accesible de consumir.

Ayuno Intermitente 16/8 - El Método Leangains

"Lunes martes Miércoles Jueves Viernes Sábado Domingo

Desde la medianoche hasta las 8 de la mañana

De 8 am a 12 pm: Ayuno

4 horas Ayuna

4 horas Ayuna

4 horas Ayuna

4 horas Ayuna

4 horas Ayuna

4 horas Ayuna

4 horas

Desde las 12 del mediodía hasta las 8 de la tarde, en el horario de ventana.

Período de 8 horas designado para la ingesta de alimentos

La comida debe tener lugar durante un período de 8 horas

Intervalo de alimentación de 8 horas

Durante un periodo de 8 horas, se permite el consumo de alimentos.

Plazo de tiempo de 8 horas asignado para el consumo de alimentos

Delimitar un período de 8 horas para la ingesta de alimentos.

8 horas Comer

8 pm – medianoche Ayuno

4 horas Ayuna

4 horas Ayuna

4 horas Ayuna

4 horas Ayuna

4 horas Ayuna

4 horas Ayuna

4 horas

El ayuno se inicia a las 8 de la mañana y concluye a las 12 del mediodía, durante este período no se realiza la ingesta de alimentos.

La hora de comer es desde el mediodía hasta las 8 de la noche.

Desde las 20:00 hasta las 00:00, se debe abstener de consumir alimentos.

Después de eso, descansa y se despierta a las 8 de la mañana para retomar el proceso.

Resumiendo

Desde las 8 de la tarde hasta las 12 del mediodía del día siguiente (un total de 16 horas), no se alimenta.

El horario de alimentación abarca desde las 12 del mediodía hasta las 8 de la noche.

Ayuno Intermitente y la Dieta Cetogénica" podría reformularse en un tono formal como: "La Práctica del Ayuno Intermitente y la Dieta Cetogénica

El ayuno intermitente facilita que el organismo alcance un estado de cetosis y acelere la quema de grasas. Durante el periodo de ayuno, se produce una reducción de los niveles de insulina en el organismo y un agotamiento de las reservas de glucógeno, lo cual induce al cuerpo a utilizar la grasa como fuente de energía de manera inherente.

Puesto que el propósito primordial de la dieta cetogénica consiste en inducir el estado de cetosis con el fin de favorecer la utilización de grasas en lugar de glucosa como fuente energética, su objetivo fundamental consiste en generar cuerpos cetónicos. Al incorporar el ayuno intermitente, se logra una transición más rápida hacia el estado de cetosis.

El ayuno intermitente incrementa el metabolismo mediante la estimulación de la termogénesis, un proceso en el cual se produce calor y que permite al organismo utilizar las reservas de grasa como fuente de energía.

Un aspecto de gran relevancia de la dieta cetogénica es su capacidad para reducir el apetito. Una vez que el cuerpo entra en estado de cetosis, comienza a generar cuerpos cetónicos que son empleados como fuente de energía por las células. Las cetonas inhiben la secreción de grelina, la hormona que regula el apetito en el cuerpo. La reducción de los niveles de grelina produce una sensación de ayuno más orgánica, ya que se experimentará menos hambre.

Porque la dieta cetogénica contribuye a la estabilización de los niveles de glucosa en la sangre, no experimentará la aparición de antojos.

En una situación ideal, al seguir la dieta cetogénica, sería recomendable emplear un enfoque que facilite períodos de ayuno de entre doce y cuarenta y ocho horas de duración continuada. Aún tienes la oportunidad de descubrir la opción más adecuada a través de un proceso de prueba y error. Es imperativo que se cerciore de consumir la cantidad adecuada de calorías en cada una de sus comidas. En caso de no consumir una cantidad adecuada de alimentos, se puede experimentar trastornos metabólicos, mientras que una ingesta excesiva de calorías obstaculizará el avance obtenido hasta ahora.

Cena: Hamburguesa de queso

Ingredientes

- ½ tomate
- 2 hojas de lechuga
- 28 gramos de queso cheddar
- 1 cucharadita de mayonesa
- 150 gramos de carne picada
- 1/6 cucharada de aceite de olive
- Sal y pimiento a gusto
- Orégano a gusto

Preparación

Eleve la temperatura de una sartén a un nivel moderado de calor.

En un recipiente, combine la carne molida con la cantidad deseada de sal, pimiento y orégano.

Arme la hamburquesas

Prepare la hamburguesa en el sartén utilizando una cantidad adecuada de aceite de oliva según su preferencia. Una vez que esté preparada, coloque el queso sobre la hamburguesa y cúbrala para permitir que el queso se funda.

Acomode la hoja de lechuga en un plato, sobre esta coloque el tomate y posteriormente la hamburguesa, aderezando con la mayonesa.

Después, disponga la hoja de lechuga restante sobre la hamburguesa.

¿Quién tiene la capacidad y la responsabilidad?

El ayuno intermitente es seguro para la mayoría. El no comer en todo el día está escrito en nuestra naturaleza, como ya saben. La flexibilidad del ayuno intermitente permite su incorporación en cualquier estilo de vida. Pero hay excepciones donde no se aconseja este ayuno.

Los niños están incluidos entre ellos. Es necesario proporcionar una alimentación equilibrada y saludable a los niños y jóvenes con sobrepeso, utilizando alimentos frescos en vez de recurrir al ayuno intermitente. Aún carecen de responsabilidad y habilidad para evaluar su cuerpo. Los jóvenes lo encontrarían muy desafiante. También, continúan aumentando y, por ende, necesitan más nutrientes.

Lo mismo ocurre con las mujeres embarazadas y lactantes. Existen distintas perspectivas respecto a la viabilidad del ayuno intermitente en su caso. Mayormente, la mayoría de los expertos no recomiendan el ayuno en ninguna forma. Sin embargo, de acuerdo a la Dra. Petra Bracht, solo si la mujer ya había ayunado intermitentemente antes de su embarazo. No hay una respuesta unánime, así que siempre consulta a un ginecólogo.

Las mujeres que desean quedar embarazadas pueden tener preocupaciones respecto al ayuno intermitente, ya que puede interferir en sus funciones reproductivas al modificar el metabolismo de la grasa. La producción de las hormonas sexuales estrógeno y progesterona disminuye, lo que disminuye la posibilidad de embarazo. Los ovarios de las ratas ayunantes se encogieron después de doce semanas. La relevancia exclusiva para el sexo femenino se basa en la dependencia hormonal del ciclo. La precisión en la programación de la fertilización es fundamental para lograr el éxito, cualquier leve modificación en la alimentación puede ser crucial.

No se recomienda el ayuno intermitente si se tiene bajo peso o se participa en deportes competitivos. Los aumentos en las necesidades de nutrientes y los riesgos de malnutrición se aplican tanto a los niños y las mujeres embarazadas como a este caso. Es necesario tener una ingesta equilibrada de nutrientes, pero las personas con trastornos alimentarios están completamente prohibidas. Los pacientes con anorexia o bulimia pueden usar el ayuno como excusa para ocultar su enfermedad, ya que se enfocan solamente en perder peso y probablemente estén muy desnutridos y dañando sus cuerpos.

Se necesita precaución especial para todas las enfermedades en general. La enfermedad no descarta el ayuno intermitente. El curso de la enfermedad puede ser mejorado. Esto se debe a la necesidad de una dosis precisa de medicación, especialmente crucial para diabéticos que utilizan insulina o toman fármacos para reducir los niveles de azúcar en la sangre. El riesgo de hipoglucemia, o sea, de bajos niveles de azúcar en la sangre, se incrementa considerablemente. En caso de restricciones, el ayuno intermitente requiere supervisión médica o nutricional. Es recomendable consultar con su ginecólogo sobre la necesidad de tomar la píldora anticonceptiva durante el ayuno intermitente para garantizar la eficacia de la anticoncepción. Es recomendable tomar la medicación con la primera comida en lugar de en ayunas. La situación es igual para los suplementos alimenticios.

Todos pueden beneficiarse del ayuno intermitente según su objetivo, excepto en casos muy especiales. El ayuno intermitente puede ser útil para alcanzar metas como perder peso, desarrollar músculos, prevenir enfermedades, mantenerse saludable y envejecer con menos arrugas. Nadie está obligado, pero dada la cantidad de beneficios, es recomendable completar el proceso.

Éxito en la Integración Diaria

A pesar de su simplicidad y de su funcionamiento generalmente efectivo, se deben tener en cuenta algunos aspectos clave para lograr el éxito durante el ayuno. Para iniciar el ayuno intermitente con claridad o mejorar su método actual, este capítulo explica las variantes más populares del ayuno intermitente. Pueden surgir efectos adversos al inicio como debilidad, pérdida de peso acelerada o aumento del apetito, se brindarán consejos útiles para prevenirlos y manejarlos. En resumen, buscamos llevarlo hacia una exitosamente ejecutada dieta nueva.

Descubrir El Método Perfecto

Antes de comenzar, reflexione sobre el método de ayuno intermitente que desea adoptar. Esto determina la duración de los períodos alternados entre la comida y el ayuno. No se permite la ingesta de calorías durante las fases de ayuno, aunque teóricamente puedes comer lo que quieras durante las fases de la comida. Solo se permiten bebidas sin calorías. Intentaré dar una visión completa con las ventajas y desventajas de cada método. Puede pedir consejo a un médico o nutricionista si tiene alguna duda. No hay una decisión definitiva al elegir un método u otro. En caso de incapacidad para enfrentar el método elegido, se puede intentar otro. Aunque tenga más experiencia, puede intentar fusionarlos.

La elección es crucial para el éxito y está estrechamente ligada a su vida diaria. La compatibilidad con sus responsabilidades y su horario de sueño es lo primordial. La nueva dieta no debe ser tan pesada. Para disfrutar de los efectos positivos del ayuno, es necesario ayunar durante un mínimo de 15 horas, ya que los beneficios comienzan después de las primeras 12 horas.

El intervalo 12:12 representa un esquema básico debido a esta razón específica. Los números representan la duración de la fase de alimentación y la fase de ayuno. Serían 12 horas y se alternan cada día. Puede comer desde las 8 am hasta las 8 pm y luego ayunar durante 12 horas. Incluye también tus horas de descanso. Si duermes ocho horas por noche, solo tienes que abstenerte de comer durante otras cuatro. Aunque no es muy notable, este método es bueno para iniciar, ya que alivia enormemente el sistema digestivo y permite la producción de la hormona de crecimiento HGH.

Prácticamente todos pueden mantener este ritmo. El esquema de las 12:12 es un requisito mínimo para quienes deseen asumir su propia salud. ¿Es viable no comer dos horas después de despertar y dos horas antes de dormir? Es inquietante que aún no sea una norma en nuestra sociedad, ¿verdad? El método 12:12 es ideal para principiantes, ya que les permite empezar a acostumbrarse a los intervalos de ayuno de forma gradual antes de pasar a un método como el 16:8.

Probablemente, es la forma más popular de ayuno intermitente y la más debatida en los medios. La dieta de ocho horas o método Leangains es otro nombre para el intervalo de 16:8. Este término se origina con el fisicoculturista Martin Berkhan y ha sido muy exitoso para desarrollar músculos. No obstante, a pesar del entusiasmo general, es importante considerar la diversidad de las personas y reconocer que ese enfoque no es universal.

Es recomendado para atletas interesados en la pérdida de grasa y la construcción de músculo, tanto profesionales como principiantes. Para obtener las ocho horas para comer, debes ayunar durante 16 horas diarias, tal como sugiere su nombre. El ayuno puede parecer largo al inicio, pero los principiantes se sorprenden de lo fácil que es mantenerlo después de unos pocos días. Finalmente, la mitad de esto se recupera al dormir nuevamente. Dos comidas saciadoras y pocos bocadillos saludables son más recomendables que intentar comer al máximo en la ventana de alimentación. La inspiración para la ventana de alimentación será dada en el capítulo "La dieta correcta".

Simplemente retrasa el desayuno o come la cena antes. Todo depende de lo que te resulte más eficaz. No obstante, muchos expertos sugieren retrasar ligeramente la primera comida y evitar comer justo después de despertar.

El mejor momento para que el cuerpo excrete residuos es de 8 a.m. a 12 p.m., sin interrupciones. La interrupción resulta en una reactivación de la digestión y la acumulación de toxinas mencionadas en relación a la autofagia. La Dra. debido a esto. Petra Bach llega incluso a comparar el desayuno con fumar. Las personas que omiten el desayuno indican sentirse más enfocadas y energizadas.

¿Pero es cierto que el desayuno es esencial y deberíamos desayunar de manera abundante para comenzar bien el día? Pero ¿no te has sentido apático después de una comida abundante y con ganas de dormir?" "Sin embargo, ¿no has experimentado la sensación de apatía y somnolencia después de comer mucho?" "Aunque, ¿no te ha pasado sentirte indiferente y con sueño después de comer mucho? Recuerde que durante el ayuno, el cerebro puede reclamar más energía para sí mismo al no necesitarla para la digestión, por lo que tiene sentido. Por ejemplo, muchos se benefician de limitar su comida a un período de once a siete o de doce a ocho.

No comience la última comida justo antes de acostarse. A pesar del cansancio, los niveles altos de insulina afectan el sueño. Por ejemplo, su sueño podría ser interrumpido con frecuencia. La insulina inhibe la generación de melatonina, la hormona que regula el sueño. La baja de melatonina evita la disminución de la insulina debido a su interacción con ambas hormonas. El estudio de la revista de la Asociación Médica Americana encontró que, quienes dormían menos de cinco horas por noche, tenían el doble de probabilidades de desarrollar diabetes que quienes dormían al menos siete horas por noche.

Sabe los otros efectos secundarios de tener niveles constantemente altos de insulina. La insulina bloquea la producción de la hormona del crecimiento humano, beneficiosa para los atletas de fuerza y aquellos que buscan parecer jóvenes y vitales. Por lo tanto, es recomendable fijar la franja horaria lo bastante temprano como para permitir al cuerpo terminar la digestión antes de ir a dormir. Asegúrese de que su cena sea baja en carbohidratos antes de acostarse.

No es recomendable omitir el desayuno en general. Cada persona tiene sus propias preferencias y cada cuerpo es distinto. Algunos también indican que sin desayunar no se sienten listos para el día y obtienen energía de él. El método de las 16:8 puede servir como ejemplo para terminar el ayuno a las ocho o nueve de la mañana. No obstante, no se debe ingerir ninguna otra comida después de las 16 o 17 horas. ¿Con cuál opción considera que tendrá mayor éxito? ¿Preferiría cenar opulentamente para finalizar el día o no perderse el desayuno con sus compañeros de trabajo?

Otra alternativa intensiva es el método 18:6. La ventana de alimentación se reduce a seis horas, con un ayuno de 18 horas y dos horas adicionales para limpiar el cuerpo. Si el 16:8 ha funcionado, es posible que quiera probarlo. Es posible que un día despierte sin hambre a pesar de que sea la hora de empezar su comida. Podría intentar un día espontáneo de 18:6. Puedes elegir cualquier hora entre las 16:8 y las 21:3. No prolongues las ventanas de ayuno, consumir todas las calorías necesarias en poco tiempo puede ser un problema. Si no es así, ¡adelante, juegue y demuéstrese! La información adicional se encuentra en el capítulo "Manténgase flexible".

El método independiente que se llama "Dieta del Guerrero" es la división del tiempo de 20:4. La duración del ayuno es de 20 horas y solo se permite comer durante 4 horas. Ori Hofmekler desarrolló esta variante. Imitar los hábitos alimenticios de nuestros antepasados es muy útil. Recomendamos planificar la alimentación al trabajar y hacer ejercicio, comiendo adecuadamente durante ese tiempo.

Antiguamente se cazaba previamente para disfrutar de una gran comida. También busca maximizar la actividad del sistema nervioso parasimpático, encargado de funciones como la digestión y la regeneración en reposo. El sistema nervioso simpático es el antagonista, dirige la energía hacia la acción y reacción en situaciones estresantes, suprimiendo estos procesos. Depende de usted elegir cuándo disfrutar de las cuatro horas de libertad ilimitada en la ingesta de alimentos en la variación 20:4, pero podría ser más conveniente ayunar durante el día cuando está ocupado con el trabajo, los deportes, etc. Durante el ayuno, se pueden consumir algunas frutas, verduras crudas, huevos y frutos secos con bajo contenido proteico, junto con bebidas no calóricas. La meta es favorecer la atención y la quemadura de grasa mediante una estimulación leve.

Hofmekler reflexionó que antiguamente se detendrían por unas pocas bayas en las cacerías. Hacer ejercicio era esencial para los guerreros antiguos y también es muy valorado en esta variación. Sería ideal hacer deporte en ayunas. Un ejemplo sería tomar un paseo en el descanso del almuerzo, dado que no va a comer de todas formas. Después de comer, el cuerpo necesita enfocarse exclusivamente en la digestión. En caso de que no tenga experiencia con el ayuno intermitente, no debe empezar con este método. El ayuno intermitente busca establecer una nueva normalidad a largo plazo sin causar restricciones excesivas. Si te interesa el ayuno de 20:4, es recomendable comenzar con el ayuno de 16:8 primero, ya que es menos exigente y más apropiado para principiantes. Si domina las habilidades adecuadas, puede revivir su guerrero interior en el momento adecuado y prolongar el período si se siente cómodo con este enfoque.

Por supuesto, es posible ampliar la ventana de tiempo de 16 a 20 horas gradualmente. Ori Hofmekler ofrece también consejos precisos sobre nutrición. El propósito es lograr una adaptación rápida del cuerpo para usar la energía de las reservas de grasa. A pesar de ello, al hacerlo, pierde la libertad de elegir su comida, por lo que recomienda acostumbrarse mediante ciclos semanales. Denomine los primeros siete días como "semana de desintoxicación".

Durante el ayuno, no se elimina por completo la ingesta de alimentos, pero se consume batidos de vegetales, caldos de carne claros o productos lácteos en cantidades reducidas. La siguiente semana es alta en grasas y las recomendaciones para el ayuno no cambian. Hofmekler sugiere consumir ensalada, proteína animal, verduras cocidas y nueces durante la fase de alimentación de cuatro horas. Durante la segunda semana, es absolutamente tabú consumir trigo y alimentos con almidón como maíz, frijoles y papas. La última semana se conoce como la semana del ciclo, con días alternos de alta ingesta de carbohidratos y proteínas.

Terminando las tres semanas, puede reiniciar. El metabolismo de la grasa del cuerpo se facilita sin restricciones en cuanto a porciones y calorías. Sin embargo, estas tres semanas también pueden ser consideradas una preparación para facilitar la implementación del método 20:4. El enfoque tiene su propósito y puede ser efectivo a largo plazo. Es teóricamente apropiado para perder peso porque se enfoca en reducir la grasa corporal y conservar masa muscular.

Sin embargo, también presenta inconvenientes. La gente no ayuna porque rompen el ayuno al tomar bocadillos y pierden los beneficios para la salud. Puede desarrollarse una perspectiva poco saludable sobre la alimentación al imponerse un estricto ayuno durante varias horas al día y luego ingerir una gran cantidad de comida en el menor tiempo posible.

Si las demandas y la frustración crecen, todo puede haber sido en vano. Es necesario planificar adecuadamente para asegurar el consumo adecuado de nutrientes, vitaminas, minerales, etc.

Síntomas de debilidad, mareos o trastornos del sueño indican deficiencia corporal. Puede modificar su dieta o su forma de comer.

Un enfoque distinto son los métodos de ayuno intermitente que tienen una duración mínima de un día completo. Se necesita dedicar un gran esfuerzo a este método, ya que es necesario pasar largos períodos sin comer repetidamente. Si no estás acostumbrado, el ayuno puede causar dolores de cabeza, fatiga y cambios de humor, especialmente si eres principiante. Para solucionarlo, incrementa gradualmente las horas de ayuno y reduce al mínimo las calorías consumidas durante los días de ayuno.

Para algunos, es más sencillo ayunar brevemente y luego tener una alimentación regular el resto de la semana. Esto ocurre frecuentemente en aquellos trabajadores con horarios irregulares debido a los turnos laborales y cuyo ciclo de sueño-vigilia varía constantemente. Puede ser más complicado para ellos establecer una rutina utilizando métodos como la dieta de ocho horas. Durante el ayuno, deben descansar y evitar actividades físicas intensas o deportes competitivos que requieren muchas calorías.

Un ejemplo es el método 5:2 del Dr. Michael Mosley, que es igualmente popular. Las cifras aquí se aplican a los días de la semana, no a las horas de comida y ayuno. Durante cinco días se come normalmente y dos días se ayuna, sin calorías. En el caso de efectos secundarios, las mujeres pueden comer hasta 500 kilocalorías y los hombres hasta 600 kilocalorías en un máximo de dos comidas. Evita los alimentos con carbohidratos, como pan, pasta, azúcar y patatas, para reducir el apetito y no interferir en los procesos fisiológicos. Las verduras crudas, siendo ricas en fibra, son más recomendables. El método 5:2 es un principio religioso observado por algunos musulmanes junto con el ayuno anual del Ramadán. Se sugiere descansar de comer los lunes y jueves, aunque no es obligatorio. Preferencia por los días cercanos al fin de semana, cuando las personas tienden a comer más que durante la semana.

No se deben ayunar dos días consecutivos. Sí, el ayuno terapéutico se practica durante 48 horas o más, siendo los segundo y tercer día los más difíciles. Únicamente cuando se superan estos, el cuerpo se adapta y es más sencillo eliminar la comida por completo. Esto implica que dos días de ayuno consecutivos podrían generar efectos secundarios incómodos y un aumento excesivo del apetito, dificultando así la capacidad de resistir. Un ayuno de 48 horas podría llevar a la pérdida de músculo en atletas debido a la producción de energía a partir de las reservas de proteínas. Sería óptimo fijar los días de ayuno en días fijos de la semana.

Es más sencillo para el cuerpo acostumbrarse al cambio y para ti mantener una rutina constante si elijes específicamente los días en los que quieres hacer un ayuno, permitiendo que se pospongan si tienes otros compromisos. Evitar deporte intenso durante ayuno; ejercicio moderado es bueno. Por lo tanto, actividades más calmadas como Pilates o yoga son mejores para desarrollar resistencia que deportes competitivos como el fútbol, que demandan un esfuerzo máximo.

El principio Eat-Stop-Eat de Brad Pilon, también llamado 24:0, es muy parecido al método 5:2. Es necesario ayunar una vez por semana durante 24 horas. Puede optar por tomar días adicionales de ayuno si uno no es suficiente para usted. No necesita abstenerse completamente de comer. Puede comer una vez en una ventana de una hora durante este período. En términos estrictos, 23 a 1. One-Meal-A-Day, o OMAD para abreviar, es como se llama este enfoque en el mundo anglosajón.

Puedes probar el ayuno de día alterno si eso no es suficiente para ti. En este procedimiento, se ayuna durante aproximadamente 36 horas con una frecuencia de comida de cada dos días. La fase de ayuno comienza después de la cena cuando empieza a comer. Solo se vuelve a romper con el desayuno del día siguiente. Al inicio, se permite reducir drásticamente las calorías si hay efectos secundarios excesivos. No te rindas por completo y sigue esforzándote hacia tu objetivo a largo plazo. Si encuentra esto demasiado difícil, puede optar por la dieta cotidiana. Como los intervalos cambian cada 24 horas, como ayunar desde las 7 pm hasta el día siguiente y comer al menos una vez al día.

Ayuno en intervalos y dieta keto

¿Es seguro combinar una dieta cetogénica con el ayuno intermitente para perder peso?

Una dieta requiere disciplina y perseverancia para evitar el efecto yo-yo. ¿Cómo se puede combinar dos dietas reducidas y que funcionen? es posible? ¿Es saludable para el cuerpo? Estas cuestiones se originan de la combinación de la dieta cetogénica y el ayuno intermitente, dos métodos reconocidos para bajar de peso. La implementación simultánea garantiza pérdida de peso rápida, efectiva y prueba la conciencia corporal. Este juego usa la cetosis, una reacción metabólica de una dieta modificada para engañar al cuerpo en su beneficio.

¿Cómo se puede hacer el ayuno intermitente junto con la dieta cetogénica?

El ayuno a intervalos y la dieta cetogénica son populares. Los métodos de pérdida de peso más exitosos actualmente son fáciles de integrar en la vida cotidiana y garantizan resultados duraderos. El desafío de combinarlos demanda mayor disciplina. Es factible - dado que existen dos conceptos nutricionales basados en enfoques distintos. El ayuno por intervalos funciona en un horario mientras se sigue una dieta cetogénica alta en grasas y baja en carbohidratos. Media: No consume alimentos o bebidas azucaradas durante 16 horas y solo se alimenta durante las siguientes ocho horas. No debes comer todo durante este tiempo. Sin embargo, aquí se practica la dieta cetogénica, que se fundamenta en grasas saludables (por ejemplo, salmón, aguacates, nueces) y reduce considerablemente los carbohidratos de la comida. Ambas dietas promueven la cetosis para la pérdida de peso sostenida.

¿Qué ocurre en la cetosis?

La cetosis es un cambio metabólico de producción energética en el cuerpo. Suele obtener sus servicios de glucosa a través de comidas ricas en carbohidratos. Los elimina de su dieta y consume entre un 60 y un 75% de grasas buenas al día, todo gracias a la dieta cetogénica. Después de 24 a 72 horas, se acaban las reservas de glucosa y el cuerpo debe encontrar una nueva fuente de energía, es el momento en el que se utilizan las grasas. En el metabolismo del hambre, el cuerpo puede sobrevivir usando las reservas de grasa durante aproximadamente 50 días, evitando esta afección al proporcionar una dosis adicional de grasas. Entonces, trabaja en las reservas en abdomen, caderas y glúteos y reacciona a largo plazo con la pérdida de peso.

¿Es saludable esta combinación nutricional para el cuerpo?

Algunas personas pueden lidiar bien con la cetosis sin efectos secundarios, pero otras experimentan falta de sueño, poca concentración y sequedad en las mucosas. Durante la transición a la dieta cetogénica, es común experimentar síntomas similares a los de la gripe debido al cambio en el metabolismo. La combinación adecuada de ayuno intermitente y dieta cetogénica no es un problema si su cuerpo puede manejar la energía y se siente bien. No obstante, se debe hablar sobre la constitución física con un médico antes para evitar riesgos para la salud. Una alimentación saludable con alimentos frescos, grasas saludables y fibra también es importante. Integrar ambas dietas y contrarrestar el éxito de la pérdida de peso podrían ser difíciles a largo plazo debido a la dificultad de incorporarlas en la vida diaria y aumentar las excepciones. Cada persona debe determinar qué tan factible es seguir una combinación de dietas en su propia vida.

Combina la dieta cetogénica y el ayuno intermitente: beneficios y pasos a seguir

El ayuno intermitente tiene múltiples beneficios, no solo relacionados con la pérdida de peso.

El ayuno intermitente y la dieta cetogénica ayudan a perder peso, quemar grasa corporal y obtener sus beneficios.

La cetosis se produce más rápidamente debido a la rápida acumulación y vaciamiento de carbohidratos.

¿Cuáles son los beneficios de esta combinación?

No resulta complicado mezclar estos dos enfoques alimenticios.

Se ajustan perfectamente y el resultado es impresionante, ya que aprovechas ambas formas y reduces peso de manera más rápida y principalmente quemas grasa corporal sin casi perder músculo.

Los estudios respaldan que el ceto y el ayuno intervalado son las formas más efectivas para disminuir la grasa corporal.

Beneficios de las dos dietas de un vistazo:

Pros de una dieta cetogénica:

Adelgazamiento rápido y disminución de grasa corporal

Mejora del rendimiento y resistencia física y mental (mediante una energía más constante que con el metabolismo de los carbohidratos)

Estabiliza el azúcar en sangre y evita los antojos.

Aumento de la capacidad de concentración mediante la cetólisis (uso de cuerpos cetónicos para obtener energía)

Estabilizar la tensión arterial y disminuir la hipertensión arterial.

Invertir la diabetes tipo 2.

Curar las migrañas

Manejo de las convulsiones y disminución de los fármacos

piel más saludable, disminuye la hinchazón y los granos

Aliviar el malestar estomacal y las náuseas.

Disminuir la frecuencia cardíaca.

Beneficios del ayuno intermitente:

Reducido:

exceso de peso

dificultad para concentrarse

Malestar de cabeza al despertar

Problemas respiratorios durante el estrés o en reposo

Dificultad para dormir y mantener el sueño.

somnolencia diurna

limitaciones de rendimiento

proceso de envejecimiento

Enfermedades cardiovasculares

Cáncer y Alzheimer

Mejorado:

Restauración de genes y células del cuerpo.

Niveles glucémicos

resistencia a la insulina

Controla la diabetes tipo 2

condición

regeneración

Mayor rendimiento durante el ejercicio

Generación de neuronas en crecimiento

La función cerebral y la memoria

Ayuno intermitente + dieta cetogénica: ¿Qué tener en cuenta?

Si quieres combinar el ayuno intermitente con tu dieta cetogénica, aquí tienes algunos consejos para tener éxito:

El cuerpo requiere 2 semanas para hacer la transición a la cetosis.

Observa la proporción de nutrientes: 60% grasas, 35% proteínas, 5% carbohidratos.

Continúe ingiriendo una cantidad adecuada de alimentos. Para evitar problemas metabólicos, coma alimentos cetogénicos y practique el ayuno intermitente para reducir la ingesta diaria de alimentos. La cantidad de calorías diarias requeridas varía según la meta de la dieta y la tasa metabólica basal. 26 calorías por kilo de peso corporal es la fórmula del metabolismo basal. Si esto es demasiado complejo, podemos hacer un plan de nutrición personalizado para usted. Escriba en los comentarios que el plan es para una dieta cetogénica.

Asegúrese de contar con la cantidad adecuada de líquido y sal.

Utilice una app de seguimiento de alimentos para calcular su consumo óptimo diario de calorías y macros cetogénicas, asegurando una ingesta adecuada de nutrientes.

Chequee sus niveles de cetonas con Ketostix y garantice su estado cetogénico. Evite consumir exceso de proteínas o carbohidratos al ayunar para mantenerse en cetosis. Es aconsejable seguir de cerca sus niveles de cetona para confirmar su estado de cetosis.

¿Cuáles opciones de ayuno intermitente puedo usar con la dieta cetogénica?

ayuno intermitente - el método 16:8.

El método 16:8 es popular en el ayuno intermitente por su facilidad.

Es ideal para quienes tienen dificultades en mantener una dieta, pues usualmente demanda más que solo autodisciplina y nos lleva casi al extremo.

Debe ayunar durante 16 horas y luego comer durante 8 horas. Evite el desayuno y empiece el día con un almuerzo cetogénico.

Puede comer entre las 12:00 y las 8:00 p.m. Después de las 8:00 p.m., tome un descanso hasta la medianoche del día siguiente después de cenar.

Elija este día como su día libre de ayuno para disfrutar de un desayuno cetogénico con su familia el domingo o ir a almorzar con amigos.

Pospóngalo hasta que pueda volver a comer.

Extiende la ventana para comer cada día o adelanta el horario de las comidas, por ejemplo, desayuno a las 10:00 y última comida a las 18:00.

Ofrecemos un plan de nutrición en ayunas de 16/8 para los fanáticos de instrucciones y planes específicos de nutrición.

Asegúrese de especificar que el pedido es para la nutrición cetogénica.

Ayuno intermitente - el método 20: 4

El método 20: 4 es igualmente válido que el método 16: 8 para personas con resistencia de hierro.

No comer durante 20 horas y solo comer dentro de una ventana de 4 horas con el método 20:4.

Un almuerzo bajo en carbohidratos es ideal en esta situación.

Recomendamos adquirir experiencia con el método 16: 8 antes de probar este, para evitar frustración al experimentar con él.

También, si comienza a usar de inmediato el método 20: 4 sin preparar lentamente su cuerpo, puede experimentar mareos y un aumento excesivo del apetito.

Puede retrasar la ventana de Cuaresma como opción para abordar este enfoque.

Ayuno intermitente a través del método OMAD.

OMAD es la abreviatura de One Meal A Day.

El método de una comida al día consiste esencialmente en un ayuno de 23: 1, en el que consume sus calorías y macros diarias con una sola comida.

Este método de ayuno intermitente es efectivo para muchos.

Es difícil consumir demasiadas calorías en una sola comida al día y, al mismo tiempo, se puede tener una comida completa con esa única comida.

Entonces, están contentos y controlan su nivel de cortisol.

Solamente sugerimos el método OMAD a personas con experiencia previa en el ayuno. Tu cuerpo requiere tiempo para adaptarse y ayunar en intervalos.

Albóndigas de carne a las 7 pm

Ingredientes

- ½ huevo
- Sal y pimiento a gusto
- ½ cucharadita de orégano
- 170 gramos de carne picada
- ½ taza de queso cheddar cortado en trocitos

Preparación

Se requiere calentar previamente el horno a temperatura moderada.

Dividir el queso en 16 porciones cuadradas

En un recipiente, combinar el huevo, la sal, el pimiento y el orégano.

Agregue la carne molida y mezcle de manera exhaustiva

Arme las albóndigas

Ubique las albóndigas dentro de un recipiente apto para ser introducido en el horno.

Prepare los alimentos en el fuego durante aproximadamente 20 a 30 minutos.

Sirva con zapallitos

Tipos de ayuno

Existen múltiples variantes de relevancia en el ayuno intermitente entre las cuales puede elegir para experimentar. Estos métodos podrían dar resultados satisfactorios, sin embargo, la decisión óptima que se ajuste a sus necesidades se basará en sus preferencias personales, planes y estilo de vida.

1. El ayuno intermitente (Ingestión y abstención de alimentos)

La dieta de "ayunar y no comer" implica abstenerse de ingerir alimentos dos o tres veces a la semana durante todo el día. El concepto fue introducido inicialmente a fines de la década de 1980 por Brad Pilon y desde entonces se ha convertido en un enfoque muy popular para el ayuno intermitente durante un período prolongado de tiempo. Se puede llevar a cabo este período de restricción alimentaria prescindiendo de una ingesta diaria de alimentos. La gran parte de las personas consume una comida y posteriormente se abstiene de ingerir alimentos hasta la siguiente comida del día. Durante el transcurso de una abstinencia de 24 horas, esto implica la imposibilidad de abstenerse de comer durante todo un día y continuar alimentándose en estado de ayuno. Tienes la flexibilidad de realizar las modificaciones que desees: si encuentras más conveniente trasladar tu ingesta desde el desayuno hacia el almuerzo, o desde el almuerzo hacia la cena, puedes optar por alguna de estas alternativas.

Se te permite consumir té, café y otras bebidas no calóricas con el fin de mantenerte hidratado, sin embargo, no se te permite ingerir ningún tipo de alimento sólido. Es importante tener presente que solo te abstienes de comer durante un par de días a la semana. Durante el resto de los días, deberás ingerir la cantidad de alimentos habitual de manera precisa. Esto te ayudará a perder peso, pero sin hacer nada que perjudique a tu cuerpo. La principal complicación asociada a esta forma de intermitencia en el ayuno radica en la dificultad que la mayoría de las personas experimenta al tratar de mantener un período de ayuno de 24 horas continuas.

Sin embargo, puede agilizar el procedimiento al empezar con un ayuno de menor duración, como 16 horas, lo cual puede arrojar efectos favorables. A continuación, inicie el proceso de abstención alimentaria durante intervalos de tiempo prolongados. No resulta sencillo tolerar un periodo de veinticuatro horas sin ingerir alimentos, lo cual motiva a numerosos individuos a optar por cualquiera de las demás modalidades de ayuno como alternativa para obtener efectos comparables.

2. 8/16 MÉTODO

Este enfoque se destaca como una de las estrategias más eficaces que puedes implementar. Se exige mantener un período de ayuno durante todo el día, abarcando un lapso de dieciséis horas, seguido de una ingesta de alimentos cada 8 horas. No obstante, es posible llevar a cabo dos o tres comidas durante este período. Esta estrategia se adaptará de manera más fluida a tus hábitos alimentarios previos, pero aún así presenta restricciones, específicamente en relación a la ingesta durante todo el día. Esta tarea resulta ser considerablemente menos complicada de lo que te puedes imaginar. Resulta igual de fácil abstenerse de consumir alimentos después de la cena y prescindir del desayuno, o incluso retrasar el desayuno posterior a la cena. En caso de que hayas concluido tu última ingesta de alimentos aproximadamente a las 8 de la tarde y abstengas de consumir cualquier alimento hasta el mediodía del día siguiente. Le recomendamos tener precaución con los aperitivos consumidos al inicio de la jornada matutina o durante las horas tardías de la noche. A menudo, numerosos individuos experimentan contratiempos al experimentar hambre en las primeras horas del día y percibir la necesidad de ingerir un pequeño alimento.

Ajusta el horario de tu desayuno para que sea ligeramente más temprano en la mañana. En caso de que, por ejemplo, optes por tomar el desayuno alrededor de las 10 de la mañana en lugar de las 8, sería conveniente que finalices tu ingesta de alimentos a las 6 de la tarde. Si usted es una mujer, es probablemente la opción que desearía elegir. La gran mayoría de las mujeres experimentan un desempeño mejorado durante este período de ayuno, otorgándote la capacidad de optar por abstenerse de consumir alimentos durante un lapso de entre 14 y 15 horas. Se encuentra permitido ingerir té, agua, café y otras bebidas no calóricas mientras se está en ayuno, con el propósito de mitigar los deseos de consumo y mantener el nivel adecuado de hidratación. Adicionalmente, al consumir tus comidas, es recomendable seleccionar alternativas de alimentos más nutritivos que puedan potenciar la eficiencia del proceso. Muchas personas optan por seguir una dieta reducida en carbohidratos durante el régimen de ayuno intermitente, ya que esto puede contribuir a controlar el apetito y brindar resultados más óptimos.

3. La dieta del guerrero

La Dieta del Guerrero, concebida por Ori Hofmekler, quien ejerció como comandante de las Fuerzas Especiales de Israel, es ampliamente reconocida como progenitora de otros regímenes intermitentes de ayuno. En 2001, tras haber acumulado experiencia en el ejército y haber realizado estudios sobre los hábitos alimenticios y el comportamiento de las culturas militantes de Roma y Esparta, concibió la dieta del Guerrero. Fue concebido con el propósito explícito de reflejar el estilo de alimentación convencional previo a la Revolución Industrial y, por ende, aumentar el potencial de pérdida de peso y mejorar los niveles de energía.

La Dieta del Guerrero se distingue por su enfoque en el método 16/8, el cual implica extender el período de ayuno a un máximo de 20 horas, demostrando así un nivel de compromiso superior. Se sugiere exclusivamente consumir una cena sustanciosa al término del día. Es factible consumir pequeñas colaciones a lo largo del día, como cereales, frutas y proteína de suero, y acompañarlas con verduras, agua, así como té y café. Según Hofmekler, el componente de ayuno de la Dieta del Guerrero se conoce como "desalimentación", y el periodo de tiempo de cuatro horas para consumir alimentos se denomina "sobrealimentación". Se postula que el fenómeno de "desalimentación" tiene lugar a lo largo de la jornada, según lo afirmado por Hofmekler. Este proceso se atribuye al estrés generado al ingerir cantidades reducidas de alimentos, lo cual estimula la respuesta de lucha o huida en el sistema nervioso simpático.

El resultado se traduce en una sensación de energía impulsante y un incremento en los niveles de adrenalina, lo cual potencia el estado de alerta, además de promover un mayormetabolismo de grasas. Se postula que el fenómeno conocido como "ingesta excesiva" ocurre durante el período nocturno, debido a la intención de contrarrestar la fase de ayuno y, en su lugar, estimular la activación del sistema nervioso parasimpático, encargado del descanso y la digestión. Esto promueve la relajación y la tranquilidad, además de fortalecer la función digestiva y facilitar la recuperación del cuerpo después de las tensiones derivadas del trabajo diario. Si el organismo se encuentra en estado de tranquilidad, puede aprovechar de manera más eficiente los nutrientes que se están consumiendo.

A contraste de otras formas de ayuno que carecen de especificidad en relación a los alimentos consumidos durante las comidas, la Dieta del Guerrero restringe las combinaciones alimentarias. Por ejemplo, es posible combinar vegetales y fuentes de proteínas, sin embargo, se recomienda evitar la combinación de frutos secos con frutas, así como de cereales con frutas. Granos y sustancias proteicas, así como la amalgama entre bebidas alcohólicas y carbohidratos. La explicación de esto radica en que el organismo tendrá una mayor capacidad de asimilar ciertas combinaciones de alimentos en comparación con otras. La unión de vegetales y proteínas resulta fácilmente digerible, en contraste, la unión de cereales con proteínas conlleva una mayor dificultad en el proceso de digestión. Se aconseja ingerir proteínas, vegetales no amiláceos y lípidos en un lapso de cuatro horas durante la alimentación. Posteriormente, procede a incorporar una porción de carbohidratos en caso de experimentar sensación de apetito.

La idea subyacente de esto radica en que el consumo de alimentos de esta manera favorecerá el incremento de la producción hormonal, así como la aceleración del metabolismo de su organismo para la quema de grasas a lo largo del día. No obstante, resulta crucial tener presente que la Dieta del Guerrero no se enfoca únicamente en el régimen de ayuno intermitente. La auténtica rutina alimentaria del guerrero implica, asimismo, la práctica constante de ejercicio físico durante el periodo de abstinencia alimentaria. De acuerdo con el estudio, durante el entrenamiento en ayunas se estima una posible reducción de hasta un 20 por ciento de la grasa corporal. La premisa es que niveles incrementados de insulina pueden inhibir el proceso de metabolización de las grasas en su cuerpo, mientras que los niveles se reducen en estado de ayuno. En consecuencia, incrementarás la capacidad de quemar grasa al estimular tu metabolismo mediante la actividad física durante períodos de bajos niveles de insulina.

4. Jejuno en el transcurso de un segundo día.

Esta técnica va más allá de ser simplemente un método de ayuno intermitente, ya que implica consumir alimentos durante un período de 24 horas antes de restringir la ingesta hasta el día siguiente. En esta forma, Heilbronn et al. realizaron un estudio exhaustivo. La investigación fue realizada de forma diaria durante un período de 21 días, contando con la participación de ocho hombres y ocho mujeres en buen estado de salud. Durante el transcurso del período de 21 días, se observó una disminución aproximada del 2,5 0,5 por ciento en el peso de los participantes, lo cual representa un 4 1 por ciento de su masa grasa. Los niveles de glucosa en sangre en estado de ayuno o la hormona grelina (una hormona relacionada con la sensación de hambre) experimentaron perturbaciones previas a. Tras la intervención, no obstante, se observó una disminución en los niveles de insulina en estado de ayuno, lo cual indica una mayor vulnerabilidad a esta hormona.

Además, el estudio reveló que, al comienzo de esta investigación, se encontró que el sistema metabólico necesario para generar la energía necesaria a partir de las grasas era adecuado.

5. Omitir las comidas de manera imprevista

Si estás buscando preparar adecuadamente tu organismo para el ayuno intermitente, o deseas optimizar tu tiempo al seleccionar las comidas, es recomendable adoptar este enfoque. Al emplear este enfoque, no es preciso preocuparse por cumplir con los programas de ayuno intermitente que suelen ser más rigurosos. En ocasiones, es posible omitir las comidas. Este fenómeno puede presentarse en situaciones en las cuales uno no experimenta apetito, o bien, se encuentra sumamente ocupado. Es un equívoco frecuente creer que para evitar la sensación de hambre es necesario ingerir comida cada hora. El organismo cuenta con una capacidad óptima para tolerar extensos lapsos de ayuno. No es perjudicial para el organismo omitir algunas comidas, sobre todo si no se experimenta apetito o si se está sumamente ocupado.

Desde el punto de vista técnico, no puede considerarse un ayuno si no se consumen una o dos comidas completas. En caso de que preveas llegar tarde y no hayas tomado el desayuno, te recomendamos asegurarte de consumir una cena y desayunos nutritivos. En caso de estar en movimiento y no disponer de un establecimiento gastronómico, es admisible prescindir de comer en restaurantes. Esto resulta beneficioso al tiempo que contribuye al ahorro de tiempo. En contraposición a otras metodologías, es posible que los resultados obtenidos no sean tan placenteros; sin embargo, resultan completamente adecuados y mucho más manejables. Tal vez intente omitir una o dos comidas a lo largo de la semana. En virtud de lo expuesto, se encuentran disponibles numerosas alternativas que uno puede emplear al momento de emprender un régimen de ayuno intermitente. Existen ciertas alternativas que resultan más sencillas que otras, y algunas pueden ser más apropiadas en función de su estilo de vida. Simplemente se trata de seleccionar la opción que sea más adecuada a tu rutina diaria.

6. El MÉTODO 5/2

Michael Mosley, médico y escritor británico, es el creador de la conocida dieta 5:2, a la que a veces se hace referencia como "la dieta sin esfuerzo". De manera similar al método Eat Stop Eat, el enfoque del método 5:2 consiste en practicar el ayuno solo durante momentos específicos de la semana. Este enfoque de ayuno asegura que nunca experimentes una privación total de alimentos, permitiéndote consumir regularmente alimentos durante cinco días a la semana. Seguidamente, limitarás la ingesta calórica a 500 o 600 calorías al día durante los restantes dos días de la semana. En resumen, suele ser posible ingerir alimentos los días lunes, miércoles y jueves, así como los días sábado y domingo. Asimismo, es factible restringir la ingesta calórica los días martes y viernes.

Le corresponde a usted la elección de las semanas en las que no observe el ayuno, no obstante, en ese periodo debe asegurarse de incluir al menos un día en el que no realice la abstinencia alimentaria. Cuáles son las elecciones de alimentos considerados "naturales" que se consideran adecuadas para ti, considerando tu estatura, peso, género, nivel de ejercicio físico y metas de peso. Existen numerosas herramientas digitales disponibles en la red que facilitan el cálculo personalizado de la ingesta calórica diaria recomendada en función de tus metas y datos específicos.

Uno de los estudios de investigación publicados en el International Journal of Obesity llevó a cabo un monitoreo de un grupo de 100 mujeres con sobrepeso. Se les prescribió seguir un régimen alimentario de estilo mediterráneo durante 5 días a la semana, mientras que los 2 días restantes se les encomendó el ayuno, limitando su ingesta únicamente a proteínas magras y una cantidad mínima de carbohidratos. Las participantes en el estudio lograron una reducción significativamente mayor del peso al concluir el estudio en comparación con otras participantes que se enfocaron en la restricción calórica a lo largo de toda la semana. Los científicos también observaron que existía un incremento en la sensibilidad a la insulina entre los sujetos, junto con una disminución global en la adiposidad corporal.

Otro estudio, llevado a cabo por investigadores de la Universidad de Florida y la Escuela de Medicina de Harvard y la Escuela de Medicina de Harvard, concluyó que un régimen de ayuno intermitente de 5:2 puede ayudar a gestionar el sistema de estrés, que puede aumentar los niveles de ansiedad y estrés, mejorando la salud del sistema nervioso. Los investigadores sostienen que la combinación de abstenerse de ingerir alimentos y disminuir la ingesta calórica podría tener consecuencias en el metabolismo y los procesos intracelulares, además de brindar protección a las células nerviosas contra factores ambientales nocivos o causas genéticas que podrían conducir a la apoptosis celular. La investigación también plantea la hipótesis de que el enfoque 5:2 exhibe una tasa de éxito notable, incluso entre aquellos individuos que presentan dificultades para adherirse a la dieta de manera constante.

Las razones por las cuales el ayuno es beneficioso para tu salud

En caso de que fuera posible condensar los múltiples beneficios mentales, físicos y espirituales del ayuno en una forma farmacéutica, indudablemente se lograría alcanzar una gran fortuna. Las numerosas ventajas del ayuno engloban:

• Fomentar la producción de la hormona del crecimiento humano, la cual contribuye a la lipólisis, el fortalecimiento muscular y la ralentización del fenómeno del envejecimiento.

• Promoción de una adecuada respuesta a la insulina, mitigando el riesgo de padecer enfermedades crónicas tales como la diabetes, las enfermedades cardiovasculares y, en última instancia, el cáncer.

• Control de los niveles de grelina, comúnmente referida como 'la hormona responsable de la sensación de hambre'.

• La reducción de los niveles de triglicéridos. • La disminución de los niveles de triglicéridos en el organismo. • La disminución de los índices de triglicéridos en el cuerpo. • La disminución de los niveles de lípidos de grasa en el sistema. • La reducción de los niveles de grasas denominadas triglicéridos.

• Disminuye la inflamación y minimiza el daño ocasionado por los radicales libres.

Cuando las personas tienen una alimentación deficiente durante la mayor parte del día y se sacian por la noche, suelen observar una notable disminución en la ingesta de alimentos (y un ahorro económico) al comenzar a practicar el ayuno. Profundicemos un poco más.

4. Control de la ingesta calórica y adopción de un patrón alimenticio cíclico

Desde la década de 1930, las investigaciones realizadas en animales han aportado evidencia que respalda la noción de que la restricción calórica conlleva beneficios para la salud y contribuye a una mayor longevidad. Hasta hace poco, sosteníamos la convicción de que era imperativo padecer extrema privación alimentaria para obtener los beneficios correspondientes.

Sin embargo, es posible disminuir el tamaño de tu cintura, mejorar tus indicadores de salud y aumentar tu longevidad sin experimentar el dolor, sufrimiento y privación alimentaria asociados con la restricción. No obstante, existe una distinción substancial entre los términos "común" y "normal". En la actualidad, más del 40% de la población global presenta índices de peso superiores a los recomendados, en forma de sobrepeso u obesidad. Tener sobrepeso es común. Pero no es normal.

Por el contrario, el acto de abstenerse de alimentos, conocido como ayuno, ha sido tradicionalmente aceptado, aunque no es frecuente en una sociedad saturada de sustitutos de comidas líquidas y la convicción de que es saludable comer más de 6 veces al día.

El ayuno periódico es ampliamente prevalente entre millones de individuos en todo el mundo, constituyendo una práctica espiritual arraigada que ha perdurado a lo largo de milenios.

Sin embargo previo a dicho acontecimiento, el ayuno constituía meramente una modalidad de existencia. Dado la ausencia de alimentos fácilmente conservables y la escasez de otros alimentos de larga duración, la gran mayoría de nuestros antepasados tuvo la experiencia frecuente de experimentar tanto banquetes como periodos de escasez de alimentos.

En situaciones de escasez de alimentos, variaciones estacionales o escasas disponibilidades, los cazadores-recolectores recurrían a utilizar su grasa corporal como una fuente de energía.

El consumo frecuente de alimentos es atípico. Sin embargo, la noticia positiva radica en que al comenzar un régimen de ayuno y disfrutar de alimentos saludables con un bajo contenido de carbohidratos, es posible experimentar una mejora en tu bienestar físico, apariencia y establecer una nueva rutina saludable.

Capítulo 2 - La fórmula secreta para bajar de peso

"Modificar tu físico resulta fundamental en la alteración de tus perspectivas."

Hace algunos años, durante mi expedición virtual, me topé con una teoría de reciente creación que suscitó mi fascinación, la cual se centraba en la mecánica de la alimentación.

Esta teoría aparentaba contrastar con las conjeturas que frecuentemente se difunden en el ámbito físico y se opone a ciertos principios de una alimentación adecuada.

Algunos de los principios que fueron objeto de controversia fueron, por ejemplo, los siguientes:

• Recomendable es consumir cantidades reducidas de alimentos de manera regular (fundamental para mantener el metabolismo "en funcionamiento")

• Te recomiendo que no omitas la comida matutina • Es importante que no te saltes el desayuno • Te sugiero que no dejes de tomar el desayuno • Sería conveniente que no te pierdas la primera comida del día • Es fundamental que no prescindas del desayuno.

• Preparar un desayuno digno de la realeza, un almuerzo que rivalice con el de una monarca y una cena modesta.

• Le recomendamos no omitir ninguna comida, ya que esto podría tener consecuencias negativas para su salud.

• No es recomendable abstenerse de ingerir alimentos, ya que esto provoca una disminución en el metabolismo y puede llevar a un catabolismo de las proteínas.

• Consuma alimentos regularmente para prevenir variaciones bruscas en los niveles de glucosa en la sangre.

• Evite excederse en el consumo de proteínas, dado que su tasa de asimilación se encuentra limitada. • Es recomendable no exceder los límites en la ingesta de proteínas, ya que su velocidad de asimilación está restringida. • Se aconseja no sobrepasar la cantidad recomendada de proteínas, debido a que su capacidad de absorción es limitada.

• Evite realizar ejercicio en un estado de ayuno, ya que esto puede provocar el metabolismo del músculo y la disminución de la fuerza en actividades deportivas anaeróbicas.

Inmediatamente me cautivó esta nueva teoría debido a que en ese lugar se encontraba registrada en términos monótonos y desprovistos de color que la reducción de peso a través de tal régimen alimentario podría significar una importante restricción en cuanto a la disminución de la masa muscular. Reduciendo el nivel de grasa corporal mientras logras una mayor tonificación muscular.

Posteriormente, empecé a dedicar tiempo al estudio y la investigación de dicha temática, desarrollando mis conocimientos a través de la lectura de los documentos científicos publicados en el sitio web de Martin Berkhan y llevando a cabo una exhaustiva investigación bibliográfica de manera independiente.

Por tanto, pude constatar que esta modalidad de alimentación es conocida como "ayuno intermitente".

Considerando las abundantes pruebas científicas que respaldan la teoría de la Inteligencia Artificial, me pareció justo cuestionar si estos renombrados principios han sido siempre válidos o si acaso son concepciones erróneas o, como a menudo sucede, si en realidad se encuentra la verdad en un punto intermedio. ¿Cuál sería la forma más adecuada de dar a conocer esta información?

En la actualidad, es ampliamente reconocido que el ámbito de los lugares de acondicionamiento físico y los regímenes alimenticios se encuentra inundado de conceptos erróneos arraigados en la creencia popular. Estos conceptos falsos persisten y perduran gracias a:

1.Repetición.

Si algo se repite con la debida frecuencia, todos empiezan a aceptarlo como una realidad y se convierte en una "verdad". Si todos expresan una concordancia, se puede inferir su veracidad. La contribución de las celebridades y las tendencias de los regímenes de acondicionamiento físico a la propagación de estos mitos resulta contraproducente. La mayoría de las personas se inclinan a creer en la veracidad de las afirmaciones basándose en la autoridad de quienes las emiten.

2. Intereses comerciales.

A modo de ilustración, dentro del ámbito de los suplementos nutricionales, es común que se transmita el mensaje de que el consumo regular de alimentos brinda beneficios metabólicos, lo cual, naturalmente, incentiva la adquisición de un mayor número de suplementos. En efecto, las personas que carecen de tiempo para dedicarse a la preparación y el consumo de seis comidas calientes diarias optan por utilizar sustitutos de comida en polvo, así como batidos y barras de proteínas. No se presenta un estímulo económico para comunicar a los individuos que tres comidas diarias resultan satisfactorias.

3. Mala actualización.

La actualización resulta primordial, ya que en un lapso de veinte años, la ciencia ha experimentado notables progresos, y resulta inconcebible abstenerse de cuestionar la validez de determinadas teorías, considerando la posibilidad de confirmación o refutación. En el presente manuscrito, aspiro a exponer la premisa de que los consejos frecuentemente difundidos en el ámbito físico, así como las directrices de nutrición óptima, no representan el único medio para una alimentación saludable y equilibrada. No obstante, constituyen únicamente principios adecuados que deben ser considerados, tal como se requiere en una alimentación apropiada. Además, me propongo enumerar otros enfoques que merecen ser tomados en cuenta, a modo de ejemplo, el ayuno intermitente.

El ayuno intermitente (IF) es un plan de alimentación que consiste en alternar períodos de ayuno de 16 horas con períodos de alimentación de 8 horas.

El ayuno intermitente representa un enfoque viable y accesible para lograr una limitación calórica, a pesar de las concepciones arraigadas en la cultura popular y las pautas nutricionales establecidas; esto implica desafiar la frecuente recomendación de comer en pequeñas porciones y con una alta frecuencia, la omisión del desayuno como estrategia, y el entendimiento equivocado de que el metabolismo se acelera con la ingesta constante de alimentos. El argumento de que comer con regularidad es necesario para evitar la desintegración del tejido muscular también se ve cuestionado bajo esta perspectiva.

Gran parte de estos no constituyen afirmaciones verídicas, sino meramente recomendaciones con el objetivo de evitar el consumo excesivo de calorías o alimentos no regulados. A modo de ilustración, se ha observado que al seguir una alimentación con un patrón de dieta intermitente y ayuno, se produce una menor pérdida de masa magra en comparación con una restricción calórica clásica equivalente en términos de calorías.

Además, hemos observado que en el grupo normocalórico se ha producido una mejora significativa en la composición corporal, lo que implica una reducción de la grasa corporal y un aumento en la masa magra. Quizá la explicación radique en las alteraciones hormonales o fisiológicas.

• El acto de abstenerse de comer conduce a un incremento en los niveles de la hormona del crecimiento, lo cual estimula la descomposición de las grasas y la liberación de ácidos grasos de las células adiposas.

• El acto de abstenerse de comer disminuye los niveles de insulina y potencia la sensibilidad, ya que la insulina es un inhibidor de la liberación de grasas.

• El acto de abstenerse de consumir alimentos resulta en un incremento en los niveles de adrenalina y noradrenalina, las cuales promueven un mayor gasto de energía durante dicho período de ayuno. Asimismo, estas hormonas activan la lipasa, una enzima sensible al tejido adiposo, estimulando la liberación de grasas corporales almacenadas.

Consumir alimentos con frecuencia no tiene un efecto acelerador en el metabolismo, existen numerosos estudios que respaldan esta afirmación. La génesis de este mito podría haber surgido a raíz de una errónea interpretación de la termogénesis inducida, donde se observa un gasto energético al momento de comer para digerir y absorber los alimentos. Es importante destacar que esta tasa metabólica varía según el tipo de macronutriente, ya sea proteínas, carbohidratos o grasas ... Este gasto energético es directamente proporcional a la cantidad de calorías consumidas.

Por lo tanto, independientemente de si se consumen 2000kcal en 1, 3 o 9 comidas, siempre se mantiene la misma tasa metabólica.

Según la sabiduría popular, el consumo excesivo de alimentos durante la noche se correlaciona con un aumento de peso. No se han llevado a cabo estudios controlados que demuestren de manera concluyente que el consumo de comidas abundantes en la noche tenga un impacto negativo en la composición corporal.

Individuos que consumen alimentos en horas nocturnas, por ejemplo, al disfrutar de una merienda frente al televisor, es posible que presenten un mayor peso corporal. Sin embargo, cabe destacar que no es el simple hecho de alimentarse durante la noche lo que influye, sino más bien su estilo de vida poco saludable. Existen investigaciones que contradicen las creencias populares, sugiriendo que la restricción calórica, especialmente mediante el consumo de comidas más abundantes en la noche y ricas en proteínas, podría conducir a una mejora en la composición corporal.

Un régimen de ayuno intermitente que incluye ayunos de corta duración de hasta un máximo de 16 horas, como se recomienda en la práctica del ayuno intermitente, no produce una disminución de la tasa metabólica, sino que produce un ligero aumento por la presencia de adrenalina. y noradrenalina.

Únicamente tras transcurrir 60 horas se produce una disminución en la tasa metabólica.

La práctica de ayuno intermitente no conlleva inherentemente un régimen de entrenamiento en ayuno. No obstante, se ha comprobado que la capacidad de resistencia muscular y el rendimiento en entrenamientos de baja intensidad no se ven alterados tras un período breve de abstinencia alimentaria.

Además, se han llevado a cabo investigaciones que evidencian mejoras en las concentraciones de glucógeno muscular en estado de reposo luego de realizar ejercicio en condiciones de ayuno.

Tenga en cuenta: una de las normas para alcanzar la libertad implica poner en tela de juicio todo. Si existe algún elemento que te despierta interés y deseas experimentar, no dudes en hacerlo. Si algo te parece una locura, contempla la razón por la que lo percibes como tal y participa en la investigación y la experimentación antes de albergar juicios prejuiciosos y condenas.

Esto es lo que hice: realicé una investigación científica, consulté con dos de mis amigos dietistas, lo probé en nosotros mismos primero (con excelentes resultados, considerando que no teníamos mucho exceso de grasa que perder, pero aun así funcionó muy bien). Luego ampliamos la prueba, yo la probé en mis clientes y ellos la probaron en sus pacientes, y los resultados fueron notables. La gente estaba encantada porque bajaron de peso sin pasar hambre. Tras el período de ayuno de 16 horas (de las cuales, no lo olvidemos, 8 horas son nocturnas), les permitía comer prácticamente lo que quisieran de 13:00 a 16:00 (pasta, pizza, postres, etc.). Sorprendentemente, este enfoque no planteó una carga psicológica en términos de adherencia a la dieta. Además, debo mencionar que después del período de 21 días, todos se acostumbraron a saltarse el desayuno y todos los participantes informaron sentirse más enérgicos, activos y mentalmente más agudos durante las mañanas.

¿Cuáles son los inconvenientes del ayuno intermitente?

En base a mi experiencia, he observado una escasa incidencia de efectos adversos asociados al ayuno intermitente.

El problema predominante con el que me he encontrado, y la principal preocupación compartida por la mayoría de las personas, se refiere a las posibles consecuencias del ayuno intermitente, que incluyen niveles reducidos de energía, disminución de la agudeza mental y un miedo profundo al hambre durante el período de ayuno. Las personas expresan su inquietud debido a la posibilidad de experimentar una sensación de malestar durante la mañana a causa de no haber ingerido alimento alguno, lo cual podría afectar negativamente su desempeño laboral o cualquier otra tarea que deban llevar a cabo.

Efectivamente, la transición inicial desde la libertad de comer cuando uno desea hacia el ayuno intermitente puede resultar algo brusca para el organismo. No obstante, una vez transcurrido el período de transición de 21 días, su organismo se ajustará de manera eficiente a la experiencia de consumir alimentos únicamente en un par de ocasiones diarias.

Por lo tanto, ¿qué causa mi malestar cuando omito la ingesta matutina?"

Según mi modesta opinión, gran parte de la irritabilidad se deriva de los patrones dietéticos. Sí muestra una frecuencia de ingesta alimentaria cada tres horas, su organismo experimentará la sensación de hambre a intervalos de tres horas dado que se ha acostumbrado a dicho patrón. Si acostumbras a ingerir una comida matutina, tu organismo desarrolla una expectativa de alimentarse al despertar.

Se trata simplemente de una convicción personal.

Cuando el organismo no está constantemente a la espera de alimentos, diariamente o por la mañana, los efectos secundarios mencionados serán reducidos gracias a la presencia de una sustancia endógena llamada grelina.

Considérelo, ¿de qué manera lograrían los hombres prehistóricos mantenerse con vida en ausencia de dispositivos de refrigeración y establecimientos de abastecimiento? Sin duda, hemos hallado un método para subsistir durante los ciclos de bonanza y escasez. De hecho, se requieren aproximadamente 84 horas de abstención alimentaria para que los niveles de glucosa experimenten un impacto adverso. Estamos discutiendo sobre períodos reducidos de ayuno de 16 horas, por lo tanto, no nos compete.

Una advertencia importante:

El ayuno intermitente puede representar un desafío para individuos que experimentan dificultades en la regulación de los niveles de azúcar en sangre, padecen hipoglucemia o tienen diabetes. En caso de pertenecer a esta categoría, sería aconsejable que consultara a su médico o nutricionista antes de establecer su plan nutricional. Considero que es necesario llevar a cabo una mayor investigación en relación a estos casos específicos, por lo cual le recomiendo que opte por la acción que resulte más favorable en su situación.

porque funciona

A pesar de que tenemos conocimiento de que no todas las calorías tienen el mismo valor, la limitación de la ingesta calórica desempeña un papel fundamental en la reducción de peso. Al practicar el ayuno (diariamente durante 16 horas), también se facilita restringir la ingesta calórica a lo largo de la semana. Este proceso brinda a su organismo la posibilidad de reducir peso, ya que está consumiendo una cantidad calórica inferior a la que anteriormente acostumbraba ingerir.

Porque simplifica tu día.

En lugar de tener que realizar los preparativos correspondientes, organizar el equipaje, consumir sus comidas a intervalos de 2 a 3 horas, simplemente puede optar por omitir una o dos comidas y centrarse únicamente en la ingesta de alimentos durante la ventana de alimentación establecida de 8 horas. Se requiere un período de tiempo reducido (y posiblemente, menos recursos económicos). En lugar de verse en la obligación de elaborar entre 3 y 6 comidas diariamente, sólo es necesario preparar dos comidas. En lugar de interrumpir su actividad seis veces diarias, se sugiere la opción de hacer únicamente dos pausas para consumir alimentos. En vez de tener que lavar los platos en seis ocasiones, únicamente debes hacerlo dos veces. En vez de adquirir seis comidas diarias, solo se requiere comprar dos.

Como empezar

Dicho esto, lo que debe hacer al principio es continuar comiendo todo lo que comió antes, pero solo de 1:00 p.m. a 9:00 p.m. o de 2:00 p.m. a 10:00 p.m. Mientras que de 22:00 a 14:00 o de 21 a 13 no tienes que comer nada.

¿Cuál es el motivo de seleccionar específicamente estos momentos?

La razón para ayunar por la mañana radica en el hecho de que durante este período nuestro cuerpo se encuentra en la fase catabólica, lo cual permite que se produzca una "desintoxicación" de los alimentos consumidos el día anterior. Por otro lado, el intervalo de 13:00 a 16:00 horas resulta óptimo para la ingesta de carbohidratos, ya que durante este lapso las hormonas T3 y T4, que son producidas por la glándula tiroides y juegan un papel fundamental en nuestro metabolismo, afectan principalmente la capacidad de nuestro organismo para asimilar los nutrientes. A medida que sus niveles de valores aumenten, se incrementará su capacidad para metabolizar los alimentos en energía en lugar de almacenarlos como grasa.

Durante el período nocturno, con preferencia antes de las 22:00 horas, se recomienda consumir proteínas en conjunción con verduras con el fin de promover la producción de la hormona de crecimiento. La hormona del crecimiento, también conocida como GH, experimenta su nivel máximo durante las primeras dos horas tras conciliar el sueño. Producida por la hipófisis, esta hormona desempeña funciones notoriamente fascinantes en relación a la proporción entre masa muscular y grasa corporal.

Esta hormona, cuya característica principal radica en su capacidad de promover el crecimiento de todos los órganos durante la etapa de desarrollo, también posibilita en la edad adulta la estimulación del metabolismo lipídico y el incremento de la masa muscular. Esto ocurre debido a que el polipéptido estimula la enzima que promueve la hidrólisis de los triglicéridos de reserva, utilizándolos como fuente de energía y, al mismo tiempo, disminuyendo la utilización de glucosa.

Asimismo, restringe la conversión de los aminoácidos a glucosa y promueve una mayor síntesis de proteínas. En términos prácticos, esto permite una reducción de peso exclusivamente en forma de grasa, sin comprometer la masa muscular: precisamente el resultado deseado.

www.ingramcontent.com/pod-product-compliance
Lightning Source LLC
Chambersburg PA
CBHW071234020426
42333CB00015B/1469